主办单位:中华人民共和国卫生和计划生育委员会疾病预防控制局
中华人民共和国卫生和计划生育委员会基层卫生司
国家心血管病中心
高血压联盟(中国)
合作单位:中国疾病预防控制中心慢病中心
中国医师协会全科医师分会

《中国高血压基层管理指南》修订委员会/编著

中国高血压
基层管理指南
2014 年修订版

顾　　　　问　　刘力生　孔灵芝

名誉主任委员　　吴兆苏

主 任 委 员　　王　文

副主任委员　　姚崇华　朱鼎良

U0295080

人民卫生出版社

图书在版编目（CIP）数据

中国高血压基层管理指南/《中国高血压基层管理指南》修订委员会编著．—北京：人民卫生出版社，2015
ISBN 978-7-117-20242-8

Ⅰ．①中… Ⅱ．①中… Ⅲ．①高血压-防治-指南
Ⅳ．①R544.1-62

中国版本图书馆 CIP 数据核字（2015）第 036422 号

| 人卫社官网 | www. pmph. com | 出版物查询，在线购书 |
| 人卫医学网 | www. ipmph. com | 医学考试辅导，医学数据库服务，医学教育资源，大众健康资讯 |

中国高血压基层管理指南

编　　著：《中国高血压基层管理指南》修订委员会
出版发行：人民卫生出版社（中继线 010-59780011）
地　　址：北京市朝阳区潘家园南里 19 号
邮　　编：100021
E - mail：pmph @ pmph.com
购书热线：010-59787592　010-59787584　010-65264830
印　　刷：三河市潮河印业有限公司
经　　销：新华书店
开　　本：787×1092　1/32　　印张：3
字　　数：51 千字
版　　次：2015 年 4 月第 1 版　2017 年 11 月第 1 版第 4 次印刷
标准书号：ISBN 978-7-117-20242-8/R·20243
定　　价：15.00 元

打击盗版举报电话：010-59787491　E-mail：WQ @ pmph.com
（凡属印装质量问题请与本社市场营销中心联系退换）

《中国高血压基层管理指南》2014 年修订版

顾　　　问	刘力生	孔灵芝		
名誉主任委员	吴兆苏			
主 任 委 员	王　文			
副主任委员	姚崇华	朱鼎良		
撰稿委员会	陈鲁原	陈伟伟	初少莉	黄　峻　孔灵芝
	李南方	刘力生	路方红	孙宁玲　唐新华
	王　文	王增武	吴兆苏	姚崇华　周晓芳
	朱鼎良			
学术委员会	鄂啟顺	陈鲁原	陈伟伟	初少莉　崔　炜
	段　琳	杜雪平	华　琦	顾东风　郭艺芳
	韩清华	黄　峻	霍　勇	孔灵芝　雷正龙
	李南方	林金秀	林曙光	刘　丽　刘力生
	卢新政	路方红	马吉祥	马淑平　宁田海
	潘长玉	彭晓玲	孙宁玲	孙　刚　孙英贤
	唐海沁	唐新华	王　斌	王临虹　王　浩
	王继光	王淑玉	王　文	王增武　吴海英
	吴良有	吴寿岭	吴兆苏	谢良地　严晓伟
	姚崇华	袁　洪	张亮清	张宇清　赵连友
	周晓芳	朱鼎良	朱曼路	
咨询委员会	东黎光	董　忠	段英伟	蒋天武　李永锦
	李瑞莉	刘云军	王　惠	吴　浩　吴　伟
	向全永	于国治	易春涛	张向东　张秀娟
秘　　　书	隋　辉	何新叶		

通 讯 作 者:王　文　wangwen5588@126.com　国家心血管
病中心;中国医学科学院阜外医院,北京　100037

3

前　　言

高血压是常见的慢性病,是以动脉血压持续升高为特征的"心血管综合征",是我国心脑血管病最主要的危险因素,也是我国心脑血管病死亡的主要原因。控制高血压是心脑血管病预防的切入点和关键措施。

为适应新医改的需求,为高血压基层管理提供技术支持,在国家原卫生部疾病预防控制局的主导下,2009 年国家心血管病中心和中国高血压联盟组织有关临床、预防、社区防治专家编制了 2009 年基层版《中国高血压防治指南》(以下简称《指南》)。随后开展了"燎原计划",积极宣传推广指南,免费发放指南十余万本,举办了各种类型的培训班和研讨会,受到基层欢迎,对基层高血压防治起到指导作用。

为了进一步总结经验,适应高血压基层管理的新需求,在国家卫生计生委疾病预防控制局和基层卫生司的支持下,国家心血管病中心和中国高血压联盟于 2013 年 10 月启动了指南的修订,更名为《中国高血压基层管理指南》。经专家讨论,更新或强调

4

的主要内容如下:①加强血压测量,把高血压患者从人群中检测出来,提高高血压知晓率。②鼓励开展家庭自测血压,稳步推广使用经国际标准认证的合格的上臂式自动(电子)血压计,逐步代替水银血压计。③对高血压患者进行综合评估,根据心血管危险度(低、中、高危)来决定治疗措施,强调降压的同时,要干预其他危险因素。④长期坚持生活方式改善是高血压治疗的基石,合理使用降压药是血压达标的关键。⑤根据当地的实际情况,选用合适的降压药。⑥推荐使用长效降压药、联合治疗或复方制剂,有利于血压达标。⑦随访中根据血压是否达标决定随访频率:血压达标者每 3 个月随访 1 次,未达标者每 2~4 周随访一次。⑧对公众、高血压易患人群进行健康教育,预防高血压的发生;对高血压患者进行教育,提高治疗的依从性。⑨强调高血压患者的自我管理;推进社区规范化管理。

《指南》修订根据我国国情和高血压的特点,坚持预防为主、防治结合的方针,遵循证据与实践相结合的原则,经临床、管理、社区防治、公共卫生专家及部分社区医生多次讨论,力求简明扼要、便于基层操作。《中国高血压基层管理指南》是集体智慧的结晶。建议各级政府主管部门、学会协会、医疗机构、公共卫生单位积极宣传推广《指南》;媒体、企业和社会予以积极的支持。希望基层卫生服务机构认真学习和掌握《指南》，以便应用于高血压防治的实际工作中，指导和促进高血压防治工作。

由于时间仓促和水平有限，难免存在不足之处，欢迎批评指正。

《中国高血压基层管理指南》修订委员会

2014 年 10 月

《中国高血压基层管理指南》要点

1. 定期测量血压,将人群中未知的高血压检测出来,提高人群高血压的知晓率。

2. 规范测量血压,推荐使用经国际标准认证合格的上臂式自动(电子)血压计。

3. 因地制宜检查、评估高血压患者的总体心血管风险,根据总危险决定治疗时机和措施。

4. 中国是脑卒中高发区,明确治疗高血压的主要目标是预防脑卒中。降低高血压患者的血压水平是预防脑卒中的关键。

5. 长期坚持生活方式改善是高血压治疗的基石,限盐、限酒、减轻体重有利于高血压的控制。

6. 五大类降压药(CCB、ACEI、ARB、利尿剂、β阻滞剂)及复方制剂均可作为高血压治疗的选择,根据药物的强适应证选择使用。

7. 对 2 级或 2 级以上高血压或高于目标血压 20/10mmHg 的高危患者,可起始用小剂量联合治疗或复方制剂。

8. 一般高血压治疗的血压目标是小于 140/90mmHg。

9. 血压达标的主要措施：尽量使用长效药；尽量采用联合治疗或复方制剂；加强患者教育和随访管理；及时调整治疗措施（加量或加另一种药）。

10. 随访中根据血压是否达标决定随访频率：血压达标者 3 个月随访一次，未达标者 2～4 周随访一次。

11. 强调患者自我管理，积极推荐患者进行家庭血压测量。

12. 对公众、高血压易患人群进行健康教育，预防高血压的发生；对高血压患者进行防治教育，改善降压治疗依从性。

目　　录

第一节　高血压的检出

高血压的检出是提高人群高血压知晓率、治疗率和控制率("三率")的第一步;高血压通常无自觉症状,但可以使患者发生心、脑、肾等器官损害,导致脑卒中或心肌梗死事件,甚至死亡,故俗称"无声杀手";只有检出高血压,早期预防与治疗,才能保护心脑肾靶器官,降低心血管事件的发生[1]。因此,高血压的检出非常重要。

一、血压的测量[2]

(一) 血压测量的重要性

血压测量是高血压诊断的基本手段,血压值是诊断与治疗的主要依据,亦是疗效评估及基层医生工作考核的指标。因此,推广规范化的血压测量尤为重要。

(二) 血压测量的规范

1. 血压计的选择

因汞会对环境造成污染,故应积极推荐使用经国际标准认证合格的上臂式自动(电子)血压计,但近期仍可使用台式汞(水银)柱血压计。

2. 血压测量方法

按照 2011 年《中国血压测量指南》要求,规范地测量血压(附件1)。

二、高血压的检出

（一）普通人群的高血压筛查

1. 健康成年人每2年至少测量1次血压,最好每年测量1次。

2. 充分利用各种机会性筛查

（1）单位组织的健康体检或各类从业人员体检;

（2）计划性的辖区内成人高血压普查或建立健康档案;

（3）利用特定场所,如老年活动站、单位医务室、居委会、血压测量站等测量血压;亦可利用公共场所放置的公益性血压计测量血压;

（4）医疗机构对35岁以上患者实行首诊血压测量制度。

（二）易患人群的高血压筛查

1. 易患人群包括：

（1）血压高值（收缩压130～139mmHg 和（或）舒张压85～89mmHg）

（2）超重（BMI 24～27.9kg/m^2）或肥胖（BMI≥28kg/m^2）和（或）腹型肥胖：腰围男≥90cm（2.7尺），女≥85cm（2.5尺）

（3）高血压家族史（一、二级亲属）

（4）长期膳食高盐

（5）长期过量饮酒〔每日饮白酒≥100ml（2 两及以上）〕

（6）年龄≥55 岁

2．易患人群一般要求每半年测量血压 1 次。

3．提倡家庭自测血压。

4．利用各种机会性筛查测量血压。

（三）初次血压升高者的处理[3]

初次血压升高指第一次发现血压达到高血压诊断标准〔即收缩压≥140mmHg 和（或）舒张压≥90mmHg〕。如重度升高〔即收缩压≥180mmHg 和（或）舒张压≥110mmHg〕，排除其他干扰因素，并安静休息后，复测仍重度升高，可诊断为高血压。如轻、中度升高（即收缩压≥140mmHg 而＜180mmHg；和（或）舒张压≥90mmHg 而＜110mmHg）者，建议 4 周内再复测血压 2 次，均达到高血压诊断标准，则诊断为高血压；复测血压未达到高血压诊断标准者，则增加血压测量次数（每 3～6 个月至少测 1 次）；对有条件者，进行动态血压或家庭血压测量。

对上述诊断为高血压的患者，应在非药物治疗基础上，给予合理的药物治疗及相应的处理（详见有关治疗章节）。

第二节 高血压的诊断与评估

一、高血压的定义

在未用抗高血压药的情况下,非同日3次测量,收缩压≥140mmHg和(或)舒张压≥90mmHg,可诊断为高血压。患者既往有高血压史,目前正在服用抗高血压药,血压虽低于140/90mmHg,也诊断为高血压[4]。

二、血压水平分级

18岁及以上成人的血压按不同水平定义和分级见表1。

表1 血压水平的定义和分级

级别	收缩压 (mmHg)	/	舒张压 (mmHg)
正常血压	<120	和	<80
正常高值血压	120~139	和(或)	80~89
高血压	≥140	和(或)	≥90
1级高血压(轻度)	140~159	和(或)	90~99
2级高血压(中度)	160~179	和(或)	100~109

续表

级别	收缩压 （mmHg）	/	舒张压 （mmHg）
3级高血压（重度）	≥180	和（或）	≥110
单纯收缩期高血压	≥140	和	<90

注：（1）若患者的收缩压与舒张压分属不同级别时，则以较高的级别为准；（2）单纯收缩期高血压也可按照收缩压水平分为1、2、3级。

高血压的诊断依据

目前，仍以诊室血压作为高血压诊断的依据。有条件的应同时积极采用家庭血压或动态血压诊断高血压。家庭血压≥135/85mmHg；动态血压白天≥135/85mmHg，或24小时平均值≥130/80mmHg为高血压诊断的阈值。

三、按患者的心血管绝对危险水平分层[5]

1. 影响预后的因素

影响高血压患者预后的因素包括：心血管病的危险因素、靶器官损害以及并存的临床疾患。对初诊患者通过全面询问病史、体格检查及各项辅助检查，找出影响预后的因素。

影响预后的因素可参考附件2。各地在评估影响预后的危险因素时可根据实际情况将其分为"基本"要求和"常规"要求两个档次（见表2）。

表2 高血压患者危险分层的检查评估指标

询问病史和简单体检(必做的基本检查项目)

测量血压,分为 1、2、3 级

肥胖:体重指数 $\geq 28kg/m^2$ 或腹型肥胖:腰围男 $\geq 90cm$,女 $\geq 85cm$

年龄:男性 >55 岁,女性 >65 岁

正在吸烟

已知血脂异常

早发心血管病家族史(一级亲属,男 55 岁、女 65 岁以前发病)

脑血管病(脑卒中、短暂脑缺血发作)病史

心脏病(冠心病:心绞痛、心肌梗死、冠脉重建,心力衰竭)病史

周围血管病病史

肾脏病病史

糖尿病

实验室检查(尽可能检查的常规项目及异常标准)

空腹血糖 $\geq 7.0mmol/L$

空腹血脂 $TC \geq 5.7mmol/L$,$LDL\text{-}C \geq 3.3mmol/L$;$HDL\text{-}C < 1.0mmol/L$;$TG \geq 1.7mmol/L$

血肌酐:男 $\geq 115\mu mol/L$($1.3mg/dL$);女 $\geq 107\mu mol/L$($1.2mg/dL$)

尿蛋白 $\geq 300mg/24h$

尿微量白蛋白 $30 \sim 300mg/24h$,或白蛋白/肌酐比男 $\geq 22mg/g$($2.5mg/mmol$),女 $\geq 31mg/g$($3.5mg/mmol$)

续表

心电图左室肥厚
眼底视乳头水肿、眼底出血
X线胸片左室扩大
超声颈动脉内膜增厚或斑块
心脏超声左室肥厚
动脉僵硬度 PWV≥12m/s

注:TC:血总胆固醇;LDL-C:低密度脂蛋白胆固醇;HDL-C:高密度脂蛋白胆固醇;TG:甘油三酯。

2. 根据心血管总体危险量化估计预后

根据患者血压水平、现存的危险因素、靶器官损害、伴发临床疾患进行危险分层。将患者分为低危、中危、高危三层(表3、表4)。低危、中危、高危分层的主要内容如下:

低危:1级高血压,且无其他危险因素;

中危:2级高血压;1级高血压并伴 1~2 个危险因素;

高危:3级高血压;高血压 1 或 2 级伴≥3 个危险因素;高血压(任何级别)伴任何一项靶器官损害(左室肥厚、颈动脉内膜增厚或斑块、血肌酐轻度增高);高血压(任何级别)并存任何一项临床疾患(心脏病、脑血管病、肾脏病、周围血管病、糖尿病等)。

表3　简化危险分层项目内容

项目	高血压分级（mmHg）	危险因素	靶器官损害	临床疾患
分层项目的内容	1级：140～159/90～99 2级：160～179/100～109 3级：≥180/110	• 年龄 • 吸烟 • 血脂异常 • 早发心血管病家族史 • 肥胖或腹型肥胖	• 左室肥厚 • 颈动脉内膜增厚或斑块 • 血肌酐轻度升高	• 脑血管病 • 心脏病 • 肾脏病 • 周围血管病 • 视网膜病变 • 糖尿病

表4　根据心血管总体危险量化估计预后危险度分层表

其他危险因素、靶器官损害和疾病史	血压（mmHg）		
	1级高血压 SBP140～159 或 DBP90～99	2级高血压 SBP160～179 或 DBP100～109	3级高血压 SBP≥180 或 DBP≥110
无其他危险因素	低危	中危	高危
1～2个危险因素	中危	中危	高危
≥3个危险因素、靶器官损害，并存的临床疾患	高危	高危	高危

注：SBP为收缩压，DBP为舒张压；本基层指南中的高危包含《中国高血压防治指南2010》中的很高危。危险因素、靶器官损害以及临床疾患的具体内容见表3。

四、排除继发性高血压

5%～10%的高血压患者为继发性高血压。

1. 常见继发性高血压有：慢性肾脏病、睡眠呼吸暂停综合征、原发性醛固酮增多症、肾动脉狭窄、嗜铬细胞瘤、皮质醇增多症、大动脉疾病、药物引起的高血压等。

2. 以下几种情况应警惕继发性高血压的可能，应及时转上级医院进一步检查确诊：

（1）高血压发病年龄小于30岁

（2）重度高血压（高血压3级）

（3）降压效果差，血压不易控制

（4）血尿、蛋白尿或有肾脏疾病史

（5）夜间睡眠时打鼾并出现呼吸暂停

（6）血压升高伴肢体肌无力或麻痹，常呈周期性发作，或伴自发性低血钾

（7）阵发性高血压，发作时伴头痛、心悸、皮肤苍白及多汗等

（8）下肢血压明显低于上肢，双侧上肢血压相差20mmHg以上，股动脉等搏动减弱或不能触及

（9）长期口服避孕药者

五、高血压患者的评估

通过病史采集、体格检查和实验室检查，对高血

压患者是否伴有其他心血管危险因素、靶器官损害及相关临床疾患做出评估。

1. 病史采集

(1)病史:了解高血压初次发病时间(年龄),血压最高水平和一般水平,伴随症状,降压药使用情况及治疗反应,尤其注意有无继发性高血压症状。

(2)个人史:了解个人生活方式,包括饮食习惯(油脂、盐摄入)和嗜好(酒精摄入量,吸烟情况),体力活动量,体重变化;女性已婚患者,注意询问月经及避孕药使用情况。

(3)既往史:了解有无冠心病、心力衰竭、脑血管病、周围血管病、糖尿病、痛风、血脂异常、支气管痉挛、睡眠呼吸暂停综合征、肾脏疾病等病史。

(4)家族史:询问高血压、糖尿病、冠心病、脑卒中家族史及其发病年龄。

(5)社会心理因素:了解家庭、工作、个人心理及文化程度。

2. 体格检查

(1)记录年龄、性别

(2)测量血压:老年人测坐位、立位血压

(3)测量身高、体重,腰围

(4)其他必要的体检:如心率、心律、大动脉搏动及大血管杂音等

3. 实验室检查

（1）常规检查：

①尿常规（尿蛋白、尿糖和尿沉渣镜检）

②血常规（血细胞计数和血红蛋白）

③血生化：血钾、空腹血脂（总胆固醇，低密度脂蛋白胆固醇，高密度脂蛋白胆固醇，甘油三酯）、空腹血糖、血肌酐、血尿酸、肝功能

④心电图

（2）选择性检查：

有条件的单位可做以下检查：24 小时动态血压监测、超声心动图、颈动脉超声、尿白蛋白/肌酐、胸片、眼底、餐后血糖、血同型半胱氨酸、脉搏波传导速度等。

4. 评估有无靶器官损害

有以下症状和体征者提示可能有靶器官损害，需要做进一步的相应检查。

（1）心脏：心悸、胸痛、心脏杂音、下肢水肿；

（2）脑和眼：头晕、眩晕、视力下降、感觉和运动异常；

（3）肾脏：眼睑浮肿、夜尿增多、血尿、泡沫尿、腹部肿块、腰部及腹部血管杂音；

（4）周围血管：间歇性跛行、四肢血压不对称、脉搏异常、血管杂音、足背动脉搏动减弱。

第三节 高血压的治疗

一、高血压治疗的目标

1. 高血压治疗的基本目标是血压达标,以期最大限度地降低心脑血管病发病及死亡总危险。我国是脑卒中高发区,治疗高血压的主要目标是预防脑卒中。

2. 目标血压:一般高血压患者血压降至 140/90mmHg 以下[6,7];老年(≥65 岁)高血压患者的血压降至 150/90mmHg 以下,如果能耐受,可进一步降至 140/90mmHg 以下。一般糖尿病或慢性肾脏病患者的血压目标可以再适当降低。

3. 高血压是一种血压持续升高为特征的"心血管综合征"。在降压治疗的同时,综合干预患者所有并存的危险因素和临床疾患。

4. 血压达标的时间:在患者能耐受的情况下,推荐尽早血压达标,并坚持长期达标。治疗 2～4 周评估血压是否达标,如达标,则维持治疗;如未达标,及时调整用药方案。对 1～2 级高血压,一般治疗后 4～12 周达标;若患者治疗耐受性差或高龄老年人,达标时间可适当延长。

二、高血压药物治疗的时机

高血压初步诊断后,均立即采取治疗性生活方式干预,启动药物治疗的时机见流程图 1。高危患者应立即启动降压药治疗;中危、低危患者可分别随访 1 个月、3 个月,多次测量血压仍 ≥140 和(或)≥90mmHg,推荐或考虑启动降压药治疗。

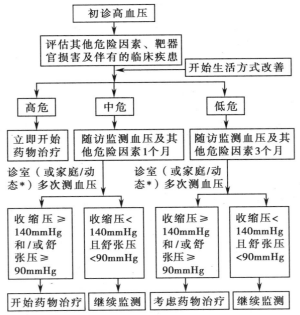

注明:*家庭血压平均值或动态血压白天平均值比诊室低5mmHg(即家庭或动态血压白天135/85mmHg相当于诊室的140/90mmHg)。

图 1 初诊高血压患者的评估及启动药物治疗流程图

三、高血压的非药物治疗

高血压确诊后,应长期坚持非药物治疗(生活方式干预),大多需要长期坚持降压药治疗,前者是高血压治疗的基石,后者是血压达标的关键,二者相辅相成,缺一不可。

1. 非药物治疗包括提倡健康生活方式,消除不利于心理和身体健康的行为和习惯,达到控制高血压以及减少其他心血管疾病的发病危险。非药物治疗有明确的轻度降压效果,如肥胖者体重减轻10kg收缩压可下降5~20mmHg[8,9];膳食限盐(食盐<6g/d),收缩压可下降2~8mmHg;规律运动和限制饮酒均可使血压下降[10]。对于高血压患者及易患人群,不论是否已接受药物治疗,均需进行非药物治疗,并持之以恒。限盐是预防治疗高血压重要而有效的非药物措施。

2. 非药物治疗目标及措施见表5,健康处方见附件3。

四、高血压的药物治疗[4]

1. 治疗原则

(1)小剂量开始:采用较小的有效剂量以获得疗效而使不良反应最小,逐渐增加剂量或联合用药。对2级以上的高血压患者,起始可以用常规剂量。

表5 非药物治疗目标及措施

内容	目标	措施
减少食盐摄入	每人每日食盐量逐步降至6g	1. 日常生活中食盐主要来源为烹用盐以及腌制、卤制、泡制的食品,应尽量少用上述高盐食品。 2. 建议在烹调时尽可能用量具称量加用的食盐量,如特制的盐勺;如普通啤酒瓶盖去掉胶皮垫后水平装满可盛6g盐。 3. 用替代产品,如代用盐、食醋等。 4. 宣传高盐饮食的危害,高盐饮食者易患高血压。
合理饮食	减少膳食脂肪,营养均衡,控制总热量	1. 总脂肪占总热量的比率<30%,饱和脂肪<10%,每日食油<25g;每日瘦肉类50~100g;奶类每日250g。 2. 蛋类每周3~4个,鱼类每周3次左右,少吃糖类和甜食。 3. 新鲜蔬菜每日400~500g,水果100g。 4. 适当增加纤维素摄入。

续表

内容	目标	措施
规律运动	强度：中等；频次：每周 5～7 次；持续时间：每次持续 30 分钟，或累计 30 分钟	1. 运动的形式可以根据自己的爱好灵活选择。 2. 步行、快走、慢跑、游泳、气功、太极拳等项目均可。 3. 运动的强度可通过心率来反映，运动时上限心率 = 170 − 年龄。 4. 对象为没有严重心血管病的患者。 5. 应注意量力而行，循序渐进。 6. 一次运动时间不足 30 分钟，可以累计。
控制体重	BMI（kg/m²）<24 腰围： 男性 <90cm； 女性 <85cm[11]	1. 减少油脂性食物摄入。 2. 减少总热量摄入。 3. 增加新鲜蔬菜和水果的摄入。 4. 增加足够的活动量，至少保证每天摄入能量与消耗能量的平衡。 5. 肥胖者若非药物治疗效果不理想，可考虑辅助用减肥药物。 6. 宣传肥胖的危害，肥胖者易患高血压和糖尿病。

续表

内容	目标	措施
戒烟	坚决放弃吸烟，提倡科学戒烟，避免被动吸烟	1. 宣传吸烟的危害，吸烟有害健康，让患者产生戒烟愿望。 2. 采取突然戒烟法，一次性完全戒烟；对烟瘾大者逐步减少吸烟量。 3. 戒断症状明显的可用尼古丁贴片或安非他酮。 4. 避免吸二手烟。 5. 告诫患者克服依赖吸烟的心理，及惧怕戒烟不被理解的心理。 6. 家人及周围同事应给予理解，关心和支持。 7. 采用放松，运动锻炼等方法改变生活方式，辅助防止复吸。
限制饮酒	不饮酒；如饮酒，则少量：白酒 < 50ml/d（1两/日），葡萄酒 < 100ml/d（2两/日），啤酒 <250ml/d（5两/日）	1. 宣传过量饮酒的危害；过量饮酒易患高血压。 2. 不提倡高血压患者饮酒，鼓励限酒或戒酒。 3. 酗酒者逐渐减量；酒瘾严重者，可借助药物戒酒。 4. 家庭成员应帮助患者解除心理症结，使之感受到家庭的温暖。 5. 成立各种戒酒协会，进行自我教育及自律约束。
心理平衡	减轻精神压力，保持平衡心理	保持乐观性格，减轻心理负担，纠正不良情绪，缓解心理压力，进行心理咨询，音乐疗法及自律训练或气功等。

（2）尽量用长效药：为了有效地防止靶器官损害，要求每天 24 小时内血压稳定于目标范围内，积极推荐使用一天给药一次而药效能持续 24 小时的长效药物。若使用中效或短效药，每天须用药 2～3 次。

（3）联合用药：为了使降压效果增大而不增加不良反应，可以采用两种或多种不同作用机制的降压药联合治疗。实际治疗过程中 2 级及以上高血压或高危患者要达到目标血压，常需要降压药联合治疗。

（4）个体化治疗：根据患者的具体情况选用更适合该患者的降压药。

2. 常用降压药的种类

当前常用于降压的药物主要有以下五类：钙拮抗剂（CCB）、血管紧张素转换酶抑制剂（ACEI）、血管紧张素 II 受体拮抗剂（ARB）、噻嗪类利尿药（D）、β-受体阻滞剂（BB）。以上 5 类降压药及固定低剂量复方制剂均可作为高血压初始或维持治疗的选择药物[12]。如有必要，还可以选择 α-受体阻滞剂和其他降压药。根据国家基本药物制度，基层降压药的选择应考虑安全有效、使用方便、价格合理和可持续治疗的原则；降低高血压患者血压水平比选择降压药的种类更重要。我国常用口服降压药物参见附件4。在国家基本药物目录基础上，适当增加其他基层常用降压药。基层常用降压药及使用方法参考附件5。

3. 降压药物的选择

医生应根据患者的具体情况选择初始治疗和维持治疗药物。首先要掌握药物治疗的禁忌证和强适应证，根据病情和患者意愿选择适合该患者的药物；治疗中应定期随访患者，了解降压效果和不良反应。

（1）钙拮抗剂：二氢吡啶类钙拮抗剂无绝对禁忌证，降压作用强，对糖脂代谢无不良影响。我国抗高血压临床试验的证据较多[13-15]，均证实其可显著减少脑卒中事件，故推荐基层使用二氢吡啶类钙拮抗剂。适用于大多数类型的高血压，尤对老年高血压、单纯收缩期高血压、稳定性心绞痛、冠状动脉或颈动脉粥样硬化、周围血管病患者适用。可单药或与其他4类药联合应用。对伴有心力衰竭或心动过速者应慎用二氢吡啶类钙拮抗剂，少数患者可有头痛、踝部水肿、牙龈增生等不良反应。

（2）血管紧张素转换酶抑制剂：降压作用明确，保护靶器官证据较多，对糖脂代谢无不良影响；适用于1~2级高血压，尤对高血压合并慢性心力衰竭、心肌梗死后、心功能不全、心房颤动预防、糖尿病肾病、非糖尿病肾病、代谢综合征、蛋白尿/微量白蛋白尿患者有益。可与小剂量噻嗪类利尿剂或二氢吡啶类钙拮抗剂合用。对双侧肾动脉狭窄、妊娠、高血钾者禁用；注意咳嗽等不良反应，偶见血管神经性水肿等不良反应。

(3)血管紧张素Ⅱ受体拮抗剂:降压作用明确,保护靶器官作用确切,对糖脂代谢无不良影响;适用于1~2级高血压,尤对高血压合并左室肥厚、心力衰竭、心房颤动预防、糖尿病肾病、代谢综合征、微量白蛋白尿、蛋白尿患者有益,也适用于 ACEI 引起的咳嗽而不能耐受者。可与小剂量噻嗪类利尿剂或二氢吡啶类钙拮抗剂合用。对双侧肾动脉狭窄、妊娠、高血钾者禁用;偶见血管神经性水肿等不良反应。

(4)噻嗪类利尿剂:降压作用明确,小剂量噻嗪类利尿剂适用于1~2级高血压或脑卒中二级预防,也是难治性高血压的基础药物之一[16]。利尿剂尤对老年高血压、心力衰竭患者有益。可与 ACEI 或ARB、钙拮抗剂合用。小剂量噻嗪类利尿剂基本不影响糖脂代谢。大剂量利尿剂对血钾、尿酸及糖代谢可能有一定影响,要注意定期检查血钾、血糖及尿酸。痛风为禁忌证。

(5)β-受体阻滞剂:降压作用明确,小剂量适用于高血压伴心肌梗死后、冠心病心绞痛、快速性心律失常、慢性心力衰竭或心率偏快(心率80次/分及以上)的1~2级高血压。对心血管高危患者的猝死有预防作用。可与二氢吡啶类钙拮抗剂合用。对哮喘及二、三度房室传导阻滞患者禁用;慎用于慢性阻塞性肺气肿、糖耐量异常者或运动员。大剂量长期使用对糖脂代谢有影响,高选择性 β-受体阻滞剂对糖脂代谢影响不大。注意支气管痉挛、心动过缓等不良反应;不要突然停药,以免发生撤药综合征。

(6)固定低剂量复方制剂:为常用的一类高血压治疗药物,其优点是使用方便,可改善治疗的依从性,应用时注意其相应组成成分的禁忌证和不良反应。

降压药物选择的原则可参考表6。

4. 降压药的联合应用

(1)降压药组合方案:降压药组合方案如下,优先推荐以下 6 种组合方案[17-19]:

①二氢吡啶钙拮抗剂和 ACEI

②二氢吡啶钙拮抗剂和 ARB

③ACEI 和小剂量噻嗪类利尿剂

④ARB 和小剂量噻嗪类利尿剂;

⑤二氢吡啶钙拮抗剂和小剂量噻嗪类利尿剂

⑥二氢吡啶钙拮抗剂和小剂量 β-受体阻滞剂

必要时也可用其他组合,包括 α 受体阻滞剂、中枢作用药(如 α_2 受体激动剂:可乐定)、血管扩张剂组合。在许多病例中常需要联用 3 ~ 4 种药物。降压药组合是不同种类药物的组合,避免同种类降压药的组合。推荐三种降压药的联合方案:二氢吡啶钙拮抗剂和 ACEI(或 ARB)和小剂量噻嗪类利尿剂。一般不主张 ACEI 与 ARB 联合使用治疗普通高血压。

表6　主要降压药种类选用的适应证和禁忌证

分类	适应证	禁忌证	
		绝对	相对
钙拮抗剂(二氢吡啶类)	老年高血压	无	快速型心律失常
	周围血管病		充血性心力衰竭
	单纯收缩期高血压		
	稳定性心绞痛		
	颈动脉粥样硬化		
	冠状动脉粥样硬化		
钙拮抗剂(非二氢吡啶类)	心绞痛	二~三度房室传导	
	颈动脉粥样硬化	阻滞	
	室上性心动过速	充血性心力衰竭	

续表

分类	适应证	禁忌证	
		绝对	相对
血管紧张素转换酶抑制剂 (ACEI)	充血性心力衰竭	妊娠	可能怀孕的妇女
	心肌梗死后	高血钾	
	左室肥厚	双侧肾动脉狭窄	
	左室功能不全		
	心房颤动预防		
	颈动脉粥样硬化		
	非糖尿病肾病		
	糖尿病肾病		
	蛋白尿/微量白蛋白尿		
	代谢综合征		

续表

分类	适应证	禁忌证	
		绝对	相对
血管紧张素Ⅱ受体拮抗剂（ARB）	糖尿病肾病 蛋白尿/微量白蛋白尿 冠心病 心力衰竭 左室肥厚 心房颤动预防 ACEI引起咳嗽者 代谢综合征	妊娠 高血钾 双侧肾动脉狭窄	可能怀孕的妇女
利尿剂（噻嗪类）	充血性心力衰竭 老年高血压 高龄老年高血压 单纯收缩期高血压	痛风	妊娠

续表

分类	适应证	禁忌证	
		绝对	相对
利尿剂(袢利尿剂)	肾功能不全 充血性心力衰竭		
利尿剂(抗醛固酮药)	充血性心力衰竭 心肌梗死后	肾衰竭 高血钾	
β-受体阻滞剂	心绞痛 心肌梗死后 快速心律失常 慢性心力衰竭	二~三度房室传导 阻滞 哮喘	慢性阻塞性肺病 周围血管病 糖耐量低减 运动员

（2）联合用药方式：

①采取各药的按需剂量配比处方，其优点是可以根据临床需要调整品种和剂量；

②采用固定配比复方制剂，其优点是使用方便，有利于提高患者的治疗依从性。

（3）基层两种降压药联合治疗参考方案（表7）

（4）初始小剂量单药或小剂量联合治疗方案：大多数患者需要两种或两种以上降压药联合治疗血压才能达标。根据患者血压水平和危险程度，提出初始治疗用小剂量单药或小剂量两种药联合治疗的方案。建议血压水平 <160/100mmHg，或低危、部分中危患者初始用小剂量单药治疗；对血压水平 ≥160/100mmHg，或血压水平高于目标血压 20/10mmHg 的高危患者初始用小剂量两种药联合治疗。治疗中血压未达标的，可增加原用药的剂量或加用小剂量其他种类降压药。对部分轻中度高血压患者，视病情初始可用固定低剂量复方制剂。高血压初始小剂量单药或小剂量两种药联合治疗选择流程见图2。

（5）我国常用的固定复方制剂：我国传统固定复方制剂有明确的降压作用且价格低廉，可作为基层（尤其对经济欠发达的农村地区）降压药的一种选择。我国常用的复方制剂有复方利血平（复方降压片）、复方利血平氨苯蝶啶片（降压0号）、珍

表7 基层两种降压药联合治疗参考方案（范例）

方案	价格低廉药物的组合方案	价格中等及偏上药物的组合方案
C+D方案：	尼群地平+氢氯噻嗪；硝苯地平+氢氯噻嗪；	氨氯地平+复方阿米洛利；非洛地平+氢氯噻嗪；
A+C或	卡托普利+尼群地平；依那普利+尼群地平；卡托普利+非洛地平；	普米洛坦+氨氯地平；培哚普利+氨氯地平；贝那普利+氨氯地平；福辛普利+氨氯地平；
C+A方案：	硝苯地平+卡托普利；硝苯地平+依那普利；	拉西地平+依那普利；氨氯地平+缬沙坦；左旋氨氯地平+氯沙坦；硝苯地平控释片+坎地沙坦；
A+D或	卡托普利+吲达帕胺；卡托普利+氢氯噻嗪；	氯沙坦+氢氯噻嗪；缬沙坦+氢氯噻嗪；贝那普利+氢氯噻嗪；厄贝沙坦+氢氯噻嗪；
D+A方案：	吲达帕胺+依那普利；	吲达帕胺+普米沙坦；
C+B方案：	尼群地平+阿替洛尔；硝苯地平+美托洛尔；	氨氯地平+比索洛尔；非洛地平+美托洛尔；

注：A:ACEI或ARB;B:小剂量β阻滞剂;C:钙拮抗剂(二氢吡啶类);D:小剂量利尿剂;ACEI:血管紧张素转换酶抑制剂;ARB:血管紧张素Ⅱ受体拮抗剂;此表仅为范例,其他合理组合方案仍可使用。

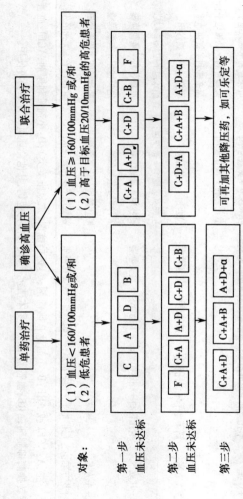

图 2 高血压初始小剂量单药或小剂量两种药物联合治疗选用流程参考图

注：A：ACEI或ARB；B：小剂量β阻滞剂；C：钙拮抗剂（二氢吡啶类）；D：小剂量噻嗪类利尿剂；α：α受体阻滞剂。ACEI：血管紧张素转换酶抑制剂；ARB：血管紧张素Ⅱ受体拮抗剂；F：固定低剂量复方制剂。第一步药物治疗后血压未达标者，可使原药基础上加量或另加一种降压药，如血压达标，则维持用药；第二步也是如此。

菊降压片等。使用固定复方制剂时,要掌握其组成成分的禁忌证和可能的不良反应。复方利血平片主要成分是利血平0.032mg、氢氯噻嗪3.1mg、盐酸异丙嗪2.1mg、硫酸双肼屈嗪4.2mg。复方利血平氨苯蝶啶片主要成分是利血平0.1mg、氨苯蝶啶12.5mg、氢氯噻嗪12.5mg、硫酸双肼屈嗪12.5mg。珍菊降压片主要成分是可乐定0.03mg、氢氯噻嗪5mg。

5. 长期药物治疗应考虑患者的经济承受力

我国经济发展不平衡,降压药物的应用是长期甚至是终身的,医生要充分考虑到治疗的长期性和患者的经济承受能力。降压药选择的范围很宽,应根据病情、经济状况及患者意愿,选择适合的治疗药物。

6. 高血压的综合干预及相关治疗(建议在上级医院取得治疗方案,在基层医疗卫生机构持续治疗与随访)

高血压常伴有多种危险因素,或并存临床疾患。在积极治疗高血压的同时,应考虑患者总体心血管危险,进行综合干预,干预有关危险因素,处理并存临床疾患。尤其对吸烟、高胆固醇血症、高同型半胱氨酸血症、肥胖等危险因素者进行综合干预;对高血压伴糖尿病、冠心病、脑血管病、肾脏病的患者应进行相关治疗,也要关注高血压患者心率增快对心血管事件的影响。

（1）高血压的调脂治疗[20]：对伴脂代谢异常者，在生活方式干预的基础上，可考虑适度调脂治疗。

①高血压伴血总胆固醇（TC）水平持续升高（TC≥6.2mmol/L），考虑予以他汀类调脂治疗，治疗目标是 TC <5.2mmol/L。

②高血压伴冠心病、糖尿病、缺血性卒中、周围血管病，血 TC≥5.2mmol/L（低密度脂蛋白胆固醇：LDL-C≥3.4mmol/L），即开始他汀类调脂治疗，治疗目标 TC <4.1mmol/L（LDL-C <2.6mmol/L）。

③高血压伴心肌梗死，血 TC≥4.1mmol/L（LDL-C≥2.6mmol/L），即开始他汀类调脂治疗，治疗目标 TC <3.1mmol/L（LDL-C <2.1mmol/L）。

使用他汀调脂治疗的患者，应注意肌肉疼痛等不良反应，必要时定期检测血清酶学（ALT，AST，CK）。请参考《中国成人血脂异常防治指南》。

（2）高血压的抗血小板治疗[21]：阿司匹林心血管病二级预防证据明确。高血压伴缺血性心脑血管疾病（冠心病，缺血性卒中、周围血管病），推荐用小剂量（75～100mg/d）阿司匹林治疗，进行心血管病二级预防。

对缺血性心血管病高危者［10 年缺血性心血管病发生风险大于 10%（50 岁以上高血压患者，伴吸烟、肥胖、血脂异常等其他心血管病危险因素之一）］、伴靶器官损害、慢性肾脏病及糖尿病患者，可用小剂量阿司匹林进行心血管病一级预防。活动性消化性溃疡者不用阿司匹林,对于出血高风险患者,慎用阿司匹林。高血压患者血压水平控制在安全范围(血压 < 160/100mmHg)后方可使用抗血小板治疗,并注意观察出血等不良反应。

(3)伴糖尿病患者积极降糖治疗[22]:高血压伴2 型糖尿病患者,建议加强生活方式干预;合理使用降压药,积极控制高血压;规范使用降糖药,血糖控制目标:空腹血糖一般目标为 4.4 ~ 7.0mmol/L;非空腹血糖 < 10.0mmol/L;HbA1c < 7.0%。请参考2013 年版《中国 2 型糖尿病防治指南》。

7. 降压药物的一般用法、维持与调整

(1)长效降压药一般每早服用 1 次,中效降压药或短效降压药一般每天用 2 ~ 3 次,一天多次服用的药物宜全天均衡时间服用。对夜间及凌晨血压增高的患者可调整用药时间或在睡前加用中长效药物;建议尽量选用长效降压药,服用方便,每天1 次,有利于改善治疗依从性,有利于稳定控制血压。

(2)血压达标稳定且无不良反应的,一般予以长期维持治疗,长期达标,不要随意调换药物。

(3)血压控制不良或不稳定,但无不良反应者,一般原药加至靶剂量,或加另一种类药物,或开始两种药联合治疗或固定复方制剂。尽量使用长效降压药,以提高血压控制率。

(4)出现轻度药物不良反应,可将药物适当减量;如有明显不良反应的则应停用原药,换其他种类降压药。如相应治疗中出现痛风者,停用噻嗪类利尿剂;心率<50次/分者,β-受体阻滞剂逐步减量或至停用;不能耐受的干咳者,停用ACEI;高血钾者,停用ACEI或ARB。

(5)长期随访中不可随意中断治疗。如出现血压偏低者,可谨慎减少降压药剂量,观察血压变化。如出现低血压或伴明显头晕者,可减量或暂停用药,并密切监测血压,如血压上升,要调整剂量,继续治疗。

(6)对1~2级高血压患者,在夏季酷暑或冬季严寒时期,可根据血压的情况适度调整降压药物治疗方案。炎热季节血压较低者,可减少药物剂量或暂停联合治疗中的一种药;寒冷季节血压升高者,可增加药物剂量或加另外一种药。

8. 特殊人群高血压处理[4]

特殊人群高血压包括:老年高血压,单纯性收缩期高血压,高血压合并脑血管病、冠心病、心力衰竭、慢性肾脏病、糖尿病、周围血管病,妊娠高血压,难治性高血压,高血压急症等。高血压特殊人群大多为心血管病发生的高危人群,应根据各自特点,积极稳妥地采取相应的治疗措施。选用合适的降压药,平稳有效地控制血压,同时处理并存的相关情况,以预防心脑血管事件的发生。特殊人群高血压处理详见附件6。

(1)老年(65岁及以上)高血压常伴有多种危险因素、靶器官损害或临床疾患;易发生体位性低血压。根据耐受性逐步降压达标。治疗前后均应测量坐立位血压。降压目标:收缩压<150mmHg,如能耐受,可降至<140mmHg;80岁以上高龄老年人血压目标<150/90mmHg。对老年单纯性收缩期高血压应初始用小剂量利尿剂或钙拮抗剂。舒张压低于60mmHg,收缩压低于150mmHg,可观察;舒张压低于60mmHg,收缩压≥150mmHg,可谨慎用小剂量降压药(如利尿剂,CCB,ACEI或ARB)。

(2)心力衰竭首选ACEI或ARB、利尿剂(包括醛固酮受体拮抗剂)、β-受体阻滞剂。

(3)糖尿病首选ACEI或ARB,为达到目标血压,常需加钙拮抗剂或小剂量噻嗪类利尿剂或小剂量β-受体阻滞剂,同时要平稳控制血糖。

(4)脑血管病后降压治疗常用利尿剂、钙拮抗剂、ACEI或ARB。

(5)一般慢性肾脏病首选ACEI或ARB,必要时加袢利尿剂或长效钙拮抗剂。

(6)难治性高血压常用长效钙拮抗剂、利尿剂、

ARB 或 ACEI、β-受体阻滞剂等联合治疗,必要时联合螺内酯和(或)α-受体阻滞剂。

(7)冠心病心绞痛常用 β 阻滞剂或长效钙拮抗剂;心肌梗死后首选 β-受体阻滞剂、ACEI,或加用醛固酮拮抗剂。对舒张压低于 60mmHg 的冠心病患者,应谨慎降压,避免引发心肌缺血。

(8)周围血管病常用钙拮抗剂等。

(9)高血压急症应立即呼叫急救电话120,转送上级医院诊治;有条件的单位可做简单的急救后转诊。

9. 高血压社区防治参考方案

高血压治疗既要遵循一般原则,更要个体化治疗。基层高血压药物选用参考方案见表8。

10. 我国高血压临床研究的证据

自 20 世纪 80 年代中期以来,我国进行了一系列以心脑血管事件为终点的多中心抗高血压的随机对照临床试验,为高血压的预防治疗提供了良好的证据,为国内外指南制订提供了参考。中国老年收缩期高血压试验(Syst-China)[13]、上海老年高血压治疗试验(STONE)[14]、成都高血压干预研究均表明,二氢吡啶类钙拮抗剂可明显减少高血压患者的脑卒中事件。卒中后降压试验(PATS)[16]结果证实利尿剂可预防脑卒中再发事件。非洛地平高血压并发症研究(FEVER)[6,15,18]提示在利尿剂治疗基础上,

表 8 基层高血压降压药物选用参考方案（范例）

对象	第一套选用方案（价廉）	第二套选用方案
1 级高血压	（1）尼群地平 10mg，每日 2 次	（1）硝苯地平控释片 30mg，每日 1 次
	（2）依那普利 10mg，每日 1 次	（2）氨氯地平 2.5～5mg，每日 1 次
	（3）硝苯地平 10～20mg，每日 2～3 次	（3）非洛地平缓释片 5mg，每日 1 次
	（4）复方降压片 1～2 片，每日 2～3 次	（4）拉西地平 4mg，每日 1 次
	（5）卡托普利 12.5～25mg，每日 2～3 次	（5）硝苯地平缓释片 10mg，每日 1～2 次
	（6）降压 0 号 1 片，每日 1 次	（6）氯沙坦 50～100mg，每日 1 次
	（7）氢氯噻嗪 12.5mg，每早 1 次	（7）缬沙坦 80～160mg，每日 1 次
	（8）吲达帕胺 1.25～2.5mg，每日 1 次	（8）替米沙坦 40～80mg，每日 1 次
	（9）美托洛尔 12.5～25mg，每日 1～2 次	（9）比索洛尔 2.5～5mg，每日 1 次
	（10）复方卡托普利～2 片，每日 2 次	（10）左旋氨氯地平 2.5mg，每早 1 次
	（11）珍菊降压片 1～2 片，每日 2～3 次	（11）贝那普利 10～20mg，每日 1～2 次
		（12）福辛普利 10mg，每日 1 次
		（13）赖诺普利 5～10mg，每日 1 次

续表

对象	第一套选用方案（价廉）	第二套选用方案
2级高血压	(1) 尼群地平 10～20mg，每日 2 次 (2) 依那普利 20mg，每日 2 次 (3) 硝苯地平控释片 30～60mg，每日 1 次 (4) 氨氯地平 5mg，每早 1 次 (5) 左旋氨氯地平 2.5～5mg，每早 1 次 (6) 降压 0 号 1～2 片，每日 1 次 (7) 贝那普利 20mg，每日 1～2 次 (8) 硝苯地平缓释片 20mg，每日 2 次 (9) 替米沙坦 80mg，每早 1 次 (10) 缬沙坦 160mg，每日 1 次 (11) 氯沙坦 100mg，每日 1 次 (12) 拉西地平 4～8mg，每日 1 次 (13) 非洛地平缓释片 5～10mg，每早 1 次	(1) 氨氯地平 2.5～5mg + 替米沙坦 40mg，每早 1 次 (2) 硝苯地平控释片 30mg + 坎地沙坦 8mg，每日 1 次 (3) 非洛地平缓释片 5mg + 氢氯噻嗪 12.5mg，每日 1 次 (4) 贝那普利 10mg + 氢氯噻嗪 12.5mg，每早 1 次 (5) 拉西地平 4mg + 美托洛尔 12.5～25mg，每日 1 次 (6) 氨氯地平 2.5～5mg + 复方阿米洛利半片，每早 1 次 (7) 尼群地平 20mg + 卡托普利 25mg，每日 1～2 次 (8) 硝苯地平控释片 30mg + 氢氯噻嗪 12.5mg，每日 1 次 (9) 氯沙坦 50mg + 氢氯噻嗪 12.5mg，每早 1 次 (10) 缬沙坦 80mg + 氢氯噻嗪 12.5mg，每早 1 次

续表

对象	第一套选用方案（价廉）	第二套选用方案
	（14）比索洛尔 5～10mg，每日1次 （15）福辛普利 20mg，每日1次 （16）赖诺普利 10～20mg，每日1次	（11）厄贝沙坦 150mg + 氢氯噻嗪 12.5mg，每早1次 （12）左旋氨氯地平 5mg + 卡托普利 25mg，每日1次 （13）比索洛尔 2.5mg + 氨氯地平 5mg，每早1次 （14）培哚普利 4mg + 吲达帕胺 1.25mg，每早1次 （15）缬沙坦 80mg + 氨氯地平 5mg，每早1次 （16）非洛地平缓释片 5mg + 依那普利 10mg，每日1次 （17）贝那普利 10mg + 氨氯地平 2.5mg，每日1次
3级高血压	（1）氨氯地平 5mg + 替米沙坦 80mg，每早1次 （2）贝那普利 10mg + 氨氯地平 5mg，每日1次 （3）非洛地平缓释片 5～10mg + 氢氯噻嗪 12.5mg，每日1次	（1）非洛地平缓释片 5～10mg + 美托洛尔 12.5mg，每早1次 （2）缬沙坦 160mg + 氨氯地平 5mg，每日1次 （3）硝苯地平控释片 30～60mg + 坎地沙坦 8mg，每日1次 （4）氨氯地平 5mg + 培哚普利 4mg，每早1次

续表

对象	第一套选用方案（价廉）	第二套选用方案
	(4) 硝苯地平控释片 30～60mg + 氢氯噻嗪 12.5mg，每日 1 次	(5) 比索洛尔 5mg + 氨氯地平 5mg，每日 1 次
	(5) 氨氯地平 5mg + 复方阿米洛利 1 片，每早 1 次	(6) 左旋氨氯地平 5mg + 氢氯噻嗪 12.5mg，每早 1 次
	(6) 赖诺普利 10mg + 氢氯噻嗪 12.5mg，每日 1 次	(7) 氯沙坦 100mg + 氨氯地平 5mg，每日 1 次
	(7) 拉西地平 4mg + 依那普利 20mg，每日 1 次	(8) 福辛普利 20mg + 氨氯地平 5mg，每日 1 次

注：以上药物治疗方案仅为范例，药物、剂量及用法仅供参考；在无相应禁忌证的情况下，可选择其中一个适合的治疗方案。其他合理的治疗方案仍可应用。本表两套方案设计主要考虑降压效果，我国经济发展不平衡及患者长期经济承受能力，第一套方案药品价格相对低，适用于低收入患者。建议因地制宜选用适合患者的降压药。

非洛地平较安慰剂降低脑卒中及心脏事件。高血压综合防治研究(CHIEF)[19]阶段分析提示初始用小剂量降压药联合治疗,可使血压控制率达到85%。我国参加的多项国际多中心临床研究也提供了许多有益的证据。中国脑卒中一级预防研究结果表明,依那普利叶酸复方制剂治疗组比依那普利组明显降低高血压患者的脑卒中发生风险。正常高值血压干预研究和卒中后血压目标研究正在进行中。广大基层医生要了解和合理应用中国的治疗高血压的有关证据,提高血压控制率,降低心脑血管事件的风险。

第四节　高血压的预防和教育

一、高血压的预防

1. 面对公众,发展政策、创建支持性环境、改变不良行为和生活习惯,针对高血压及其危险因素开展健康教育,防止高血压发生。倡导人人知晓自己的血压。

2. 面对易发生高血压的易患人群,实施高血压危险因素控制,定期监测血压,以做到高血压的早期发现、早期诊断和早期治疗。高血压是可以预防的,对血压 130～139/85～89mmHg、超重/肥胖、长期高盐饮食、过量饮酒者进行重点干预,积极控制相关危险因素,预防高血压的发生。

3. 面对高血压患者,定期随访和测量血压。长期甚至终生治疗高血压(药物治疗与非药物治疗并举),努力使血压达标,并控制并存的其他心血管病危险因素,如吸烟、高胆固醇血症、糖尿病等。减缓靶器官损害,预防心脑肾并发症的发生,降低致残率及死亡率。

二、社区健康教育

1. 社区健康教育的目的

（1）广泛宣传高血压防治知识，提高社区人群自我保健知识，引导社会对高血压防治的关注。

（2）倡导"合理膳食、适量运动、戒烟限酒、心理平衡"的健康生活方式，提高社区人群高血压及其并发症防治的知识和技能，树立高血压及其并发症可以预防和控制的信念。

（3）鼓励社区居民改变不良行为和生活方式，减少高血压危险因素的流行，预防和控制高血压及相关疾病的发生，改善社区居民生活质量，提高健康水平。

2. 社区健康教育方法及内容[23]

（1）利用各种渠道（如讲座、健康教育画廊、专栏、板报、广播、播放录像、张贴和发放健康教育材料等），宣传普及健康知识，提高社区人群对高血压及其危险因素的认识，提高健康意识。

（2）根据不同场所（居民社区、机关、企事业单位、学校等）人群的特点，开展健康教育活动。

（3）开展调查，针对社区的不同人群，提供相应的健康教育内容（见附件7）和行为指导。

（4）预防高血压，从少年儿童教育做起。预防和控制肥胖是防治少年儿童血压升高的关键。

3. 高血压易患人群的健康指导与干预

（1）通过社区宣传相关危险因素，提高高血压易患人群识别自身危险因素的能力。

（2）提高对高血压及危险因素的认知，改变不良行为和生活习惯。

（3）提高对定期监测血压重要性的认识，建议每6个月至少测量血压1次。

（4）积极干预相关危险因素（见高血压非药物疗法）。

（5）利用社区卫生服务机构对高血压易患个体进行教育，给予个体化生活行为指导。

4. 对高血压患者的教育

（1）教育患者正确认识高血压的危害，尽早规范治疗以预防心脑血管病的发生。

（2）教育患者要坚持非药物疗法，改变不良生活方式。

（3）教育患者要在医务人员的指导下，坚持规范化药物治疗，治疗要达标。

（4）教育患者血压达标的同时，还要控制并存的其他心血管病危险因素，如吸烟、高胆固醇血症、糖尿病等。

（5）教育患者要定期在家庭或诊室测量血压，提高自我管理的能力。

（6）教育患者要通过正规渠道获取健康教育知识，抵制非科学、伪科学的宣传，基层开展高血压健康教育可参照2013年由高血压联盟（中国）、国家心血管病中心、中华心血管病分会和中国医师协会高血压专业委员会共同制定发布的"中国高血压患者教育指南"[24]。

第五节　高血压的管理

一、高血压分级管理内容

根据基层卫生服务机构的条件和医师的情况，为方便基层医生的实际操作，建议在基层高血压患者长期随访中，根据患者血压是否达标分为一、二级管理。血压达标者，每3个月随访1次；血压未达标者，建议每2~4周随访一次。随访的主要内容是观察血压、用药情况、不良反应；指导生活方式；同时应关注心率、血脂、血糖等其他危险因素、靶器官损害和临床疾患。如已按2009年基层版中国高血压指南实行分层分级管理（即高危、中危、低危分别每1、2、3个月随访一次）的，可继续执行。

分级管理可有效地利用现有资源，重点管理未达标的高血压患者，提高血压控制率。根据不同管理级别，定期进行随访和监测，基本目标是血压达标。对心血管高危患者，应积极进行综合干预，必要时增加随访次数。

分级随访管理内容见表9。

表9　高血压分级随访管理内容

项目	一级管理	二级管理
管理对象	血压已达标患者（＜140/90mmHg）	血压未达标患者（≥140/90mmHg）
非药物治疗	长期坚持	强化生活方式干预并长期坚持；加强教育，改善治疗依从性。
随访频率	3个月1次	2～4周1次
药物治疗	维持药物治疗保持血压达标	①在一种药小剂量基础上，增加剂量至常规治疗目标量； 或②在一种药的基础上，增加另外一种降压药； 或③开始两种药联合治疗，或开始用复方制剂。

随访内容：血压水平、治疗措施、不良反应、其他危险因素、靶器官损害及伴随的临床疾病，可定期或不定期进行血糖、血脂、肾功能、尿常规、心电图等检查。

二、初诊评估及长期随访

患者因高血压在社区卫生服务机构初期就诊时,需根据血压、并存的危险因素、靶器官损害及临床疾病评估个体心血管病的危险程度,决定起始使用降压药的时机以及治疗方案[25]。

在长期随访中,可根据血压是否控制达标确定随访管理级别,进行相应级别的管理。高血压基层管理流程详见图3。该流程既考虑到高血压患者的总体心血管风险,有综合评估、综合干预的理念,又考虑到血压达标是治疗的基本目标,简化了随访程序。总体上有利于基层医生对高血压的管理。

三、高血压患者自我管理

1. 患者自我管理小组提倡高血压患者自我管理,在专业人员的指导下,可以社区居委会为单位组织或患者自发组织自我管理小组,学习健康知识和防治知识,交流经验,提高高血压的管理效果。要认识高血压的危害,学会自测血压,学习如何调整饮食,戒烟限酒,适当运动,保持心情愉快等保健知识,增强防治高血压的主动性及降压治疗的依从性,提高与医生沟通的能力和紧急情况下寻求医疗帮助的能力。

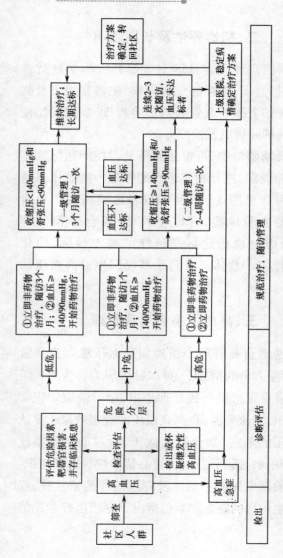

图 3 高血压基层管理流程图

2. 家庭血压测量家庭自我测量血压是血压自我管理的核心内容,建议有条件的患者使用经过国际标准认证合格的上臂式自动血压计自测血压。血压未达标者,建议每天早晚各测量血压 1 次,每次测量 2~3 遍,连续 7 天,以后 6 天血压平均值为医生治疗的参考。血压达标者,建议每周测量 1 天。指导患者掌握测量技术,规范操作,至少安静休息 5~10 分钟,取坐位,袖带绑缚于上臂,并放在桌子上。测压时要保持安静,不讲话,不活动,两次血压之间间隔 1 分钟。如实记录血压测量结果,随访时提供给医务人员作为治疗参考。

四、职场人群血压管理

习惯上把职业人群的工作场所称之为"功能社区"。功能社区的高血压以中青年职业群体为主,是重要的劳动力群体,应加强对功能社区高血压的管理。

建立健全职工体检制度,充分利用体检资料进行健康状况分析,据此开展一般人群及高危人群的一级预防干预和高血压人群的疾病管理。单位医疗机构应登记和管理高血压患者,定期随访,合理治疗。如果单位没有医疗机构,辖区社区卫生服务机构应当承担相应的职责。

五、高血压信息化管理[26]

利用电脑网络(如互联网)开展高血压信息化管理是做好社区慢性病防治工作的有利条件。在居民健康档案的基础上建立规范化高血压病历档案,利用计算机进行高血压患者的随访数据管理、工作量统计及评估指标的提取。有关随访数据及时上网录入,有利于促进规范化管理;有利于基层医生方便操作(如危险分层由计算机程序操作);有利于提高血压规范管理率;有利于社区、管理部门及专家随时了解工作进度和质量。有条件的地区建议与上级医院进行患者病历联网,更有利于双向转诊的实施。各地区可因地制宜,积极创造条件,尽早实现包括高血压在内的慢性病信息化管理。条件不具备者至少采用档案管理。有条件的可建立血压远程自动传输平台,实现血压管理的时效性和客观性,以改善基层高血压管理的质量。

第六节 社区高血压患者双向转诊服务

一、双向转诊的目的

为确保患者的安全和有效治疗,减轻患者的经济负担,最大限度地发挥基层医生和专科医生各自的技术优势和协同作用。

二、双向转诊的条件

1. 社区初诊高血压转出条件:

(1)合并严重的临床情况或靶器官损害;

(2)患者年轻且血压水平高达3级;

(3)怀疑继发性高血压;

(4)妊娠和哺乳期妇女;

(5)怀疑白大衣高血压的可能,需明确诊断者;

(6)因诊断需要到上级医院进一步检查。

2. 社区随诊高血压转出条件:

(1)按治疗方案用药2~3个月,血压不达标者;

(2)血压控制平稳的患者,再度出现血压升高并难以控制者;

(3)血压波动较大,临床处理有困难者;

(4)随访过程中出现新的严重临床疾患者;

（5）患者服降压药后出现不能解释或难以处理的不良反应；

（6）高血压伴发多重危险因素或靶器官损害而处理困难者。

3. 上级医院转回基层社区的条件：

（1）高血压诊断已明确；

（2）治疗方案已确定；

（3）血压及伴随临床情况已控制稳定。

第七节 基层高血压防治工作效果评估

一、评估的实施

1. 考虑高血压的季节性波动因素，建议开展年度评估；

2. 对管理的高血压患者群体进行管理效果评估；

3. 评估可分层次进行：省市级/区县级/城镇社区医疗卫生服务中心(乡镇卫生院)/城镇社区医疗卫生服务站(村卫生室)/责任医师均可在相应的工作范围进行管理效果评估。

二、评 估 指 标

评估指标众多，本指南提出三个基本评估指标。各地可以根据自身工作需要增加评估指标。鼓励通过抽样调查等方式，将高血压防治"三率"水平纳入社区高血压防治效果评价指标体系。

1. 基本指标

(1)管理率：是指某年龄段已管理的高血压患者人数占辖区该年龄段高血压患者总人数的比例。

计算公式：管理率 = 已管理高血压人数/辖区高

血压总人数×100%

辖区高血压总人数的估算：辖区某年龄段常住（户籍）人口总数×该年龄段人群高血压患病率（通过当地居民普查或抽样调查获得，也可选用本省（全国）近期该年龄段人群高血压患病率指标）。

（2）规范管理率：是指按规范要求（进行药物及非药物治疗并定期随访）实施规范管理的高血压人数占登记管理的高血压总人数的比例。

计算公式：规范管理率＝规范管理的高血压人数/登记管理高血压总人数×100%

（3）管理人群血压控制率：是指接受管理的高血压患者中血压控制达标的人数占登记管理高血压总人数的比例。

计算公式：管理人群血压控制率＝血压达标人数/登记管理高血压总人数×100%

血压控制达标是指收缩压＜140mmHg和舒张压＜90mmHg，即收缩压和舒张压同时达标。

血压达标可分为时点达标和时期达标两种评估方法：

时点达标：指高血压患者最近一次血压控制在140/90mmHg以下者。

时期达标：指选定时期（一般选用1年）不同时段测量的血压值，同一患者70%以上血压值控制在140/90mmHg以下者。

2. 人群高血压防治"三率"指标

（1）高血压知晓率：是指辖区某年龄段居民诊断为高血压的患者中调查时知晓自己患高血压者的比率。

计算公式：高血压知晓率 = 知道自己患高血压的人数/高血压总人数 × 100%

（2）高血压治疗率：指高血压患者中近两周在服药的人数占整个辖区高血压患者总人数的比例。

计算公式：高血压治疗率 = 近两周在服用抗高血压药物的人数/高血压总人数 × 100%

（3）高血压控制率：是指血压控制达标的高血压患者人数占整个辖区高血压患者总人数的比例。

计算公式：高血压控制率 = 血压控制达标的人数/高血压总人数 × 100%

范例：某社区医疗卫生服务机构辖区内共有成年居民 1 万人，全面普查体检查出高血压（包括正在服用抗高血压药物者）2000 例，其中 1000 人在检查时知道自己患高血压，500 人在两周内正在服用抗高血压药物治疗，高血压患者接受检查时测量血压在 140/90mmHg 以下者有 400 人。计算该社区人群高血压知晓率为 50%（1000/2000）；高血压治疗率 25%（500/2000）；高血压控制率 20%（400/2000）。

该社区全部高血压患者中 600 人已经接受高血压管理，管理人群中全年坚持治疗并完成规定随访要求的有 400 人,管理高血压患者中 300 人血压达标(<140/90mmHg)。计算得出该社区高血压管理率为 30%(600/2000),规范管理率 67%(400/600),管理人群血压控制率 50%(300/600)。

基层高血压防治工作效果评估一定要循序渐进,因地制宜,实事求是。切忌单纯追求理想化数字,要讲究管理质量和实际效果,逐步将高血压患者心脑血管事件发生变化作为评估防治管理效果的"硬指标"。

第八节　农村高血压的管理

要重视农村高血压的防治管理,包括筛查、诊断、治疗、随访等。要因地制宜,充分利用当地条件,循序渐进,力所能及地开展高血压防治工作。条件较好的地区,尽量参考指南规范化管理。条件较差的地区,采取简便易行的方法,完成基本的要求。重要的是将高血压患者管理起来,使用安全有效、价格合理的降压药,努力实现降压达标。建议各地有计划地加强培训乡村医生,提高他们的高血压防治技能;各级政府应想方设法地解决乡村医生的待遇。在乡村可实行简便的高血压防治管理方案,可根据患者的血压水平进行治疗和管理。要把血压长期达标,作为乡村高血压管理的基本目标。

附　件

附件1　血压测量规范

血压测量有三种方式,即诊室血压、家庭自测血压、动态血压。诊室血压读数高于家庭血压和动态血压24小时平均读数。目前高血压的诊断以诊室血压为主,提倡家庭自测血压,有条件的可进行动态血压测量,有助于协助诊断高血压、发现"隐蔽性高血压"及鉴别"白大衣高血压"。

1.血压测量标准方法:

(1)选择符合标准的水银柱血压计或通过国际标准(欧洲高血压学会:ESH;英国高血压学会:BHS和美国仪器协会:AAMI)认证的上臂式电子血压计进行测量。一般不提倡使用腕式或手指式电子血压计。

(2)袖带的大小适合患者的上臂臂围,袖带气囊至少覆盖80%上臂周径。

(3)被测量者测量前30分钟内应避免进行剧烈运动、进食、喝含咖啡和茶的饮料、吸烟、服用影响血压的药物(用降压药治疗的高血压患者除外);精神放松、排空膀胱;至少安静休息5分钟。测压时患者务必保持安静,不讲话。

(4)被测量者应坐于有靠背的座椅上,双脚自然平放;裸露上臂,袖带与心脏处同一水平。老年人、糖尿病患者及出现体位性低血压情况者,应加测站立位血压。

(5)将袖带紧贴缚在被测者上臂,袖带下缘应在肘弯上2.5cm,松紧以能插入1~2指为宜。用水银柱血压计时将听诊器胸件置于肘窝肱动脉搏动明显处。

(6)在放气过程中仔细听取柯氏音,观察柯氏音第Ⅰ时相(第一音)和第Ⅴ时相(消失音)。收缩压读数取柯氏音第Ⅰ时相,舒张压读数取柯氏音第Ⅴ时相。12岁以下儿童、妊娠妇女、严重贫血、甲状腺功能亢进、主动脉瓣关闭不全及柯氏音不消失者,以柯氏音第Ⅳ时相(变音)作为舒张压读数。

(7)确定血压读数:所有读数均应以水银柱凸面的顶端为准;读数应取偶数(0、2、4、6、8),医疗记录中血压尾数0,2,4,6,8的分布应均匀(分别占20% ±10%以内)。注意克服血压尾数记录的0偏好现象。电子血压计以显示血压数据为准。

(8)应间隔1分钟重复测量,一般测量3次血压,至少取2次读数平均值记录。如果收缩压或舒张压的2次读数相差5mmHg以上应再次测量,以3次读数平均值作为测量结果。

2. 家庭血压

家庭血压是指受测者在诊室外的其他环境所测量的血压。家庭血压可获取日常生活状态下的血压信息,可帮助排除白大衣性高血压、检出隐蔽性高血压,对增强患者诊治的主动参与性、改善患者治疗依从性等方面具有优点。但对于精神焦虑或根据血压读数常自行改变治疗方案的患者,不建议进行家庭血压监测。

推荐使用符合国际标准的上臂式电子血压计。家庭自测血压值一般低于诊所血压值,正常上限参考值:135/85mmHg,相对应于诊所血压140/90mmHg。治疗的血压目标值是＜135/85mmHg。

医护人员应指导患者进行家庭血压测量,培训居民测压的方法和注意事项,测压前注意检查电子血压计的电池电力是否充足;开关是否灵活;脉搏波血压计的袖带内传感器应放置于肱动脉搏动处。测血压的方法同上,要注意将袖带的胶皮袋中心置于肱动脉搏动明显处。对新诊断的或未达标的高血压,建议家庭血压连续监测7天,每天早6~9点和晚6~9点各一次,每次测量2~3遍取平均值,两次血压间隔1分钟;去掉第一天血压值,仅计算后6天血压值,根据后6天血压平均值,为治疗决定提供参考。血压达标稳定后,建议每周固定一天自测血压,于早上起床后1小时,服降压药前测坐位血压。血压不稳定或未达标的,建议增加家庭血压测量的频率。

对于心律失常的患者,一般电子血压计不能准确测量血压;但目前市场上存在具有筛查房颤功能的电子血压计,家庭测量血压的同时有助于房颤的筛查。

电子血压计每年至少校准一次。建议有关企业创造校准的条件。

3. 动态血压

动态血压是指患者佩戴动态血压监测仪记录的24小时血压。动态血压测量应使用符合国际标准的监测仪。动态血压的正常值:24小时平均值<130/80mmHg,白昼平均值<135/85mmHg,夜间平均值<120/70mmHg。正常情况下,夜间血压均值比白昼血压值低10%～15%。

动态血压监测在临床上可用于诊断白大衣性高血压、检测隐蔽性高血压、检查难治性高血压的原因、发现发作性高血压或低血压,评估血压升高程度、短时变异和昼夜节律以及诊断单纯夜间高血压等。动态血压的测量时间间隔一般可设定为白天每15、20或30分钟一次,夜间可适当延长为每30或60分钟一次。有效的血压读数次数应该达到监测次数的80%以上,每个小时至少有1次血压读数。指导患者日常活动,避免剧烈运动。测血压时患者上臂要保持伸展和静止状态。动态血压监测的常用指标是24小时、白天以及夜间的平均血压水平,晨峰血压,血压昼夜节律。

附件 2　影响高血压患者预后的因素

心血管病的危险因素	靶器官损害	并存临床疾患
● 收缩压和舒张 压水平（1～3 级）	● 左心室肥厚 心电图 超声心动图：LVMI X 线	● 脑血管病 缺血性卒中 脑出血 短暂性脑缺血发作
● 年龄 >55 岁		● 心脏疾病 心肌梗死史 心绞痛
● 吸烟	● 动脉壁增厚 颈动脉超声 IMT≥0.9mm 或动脉粥样硬化性斑块	冠状动脉血运重建 充血性心力衰竭
● 血脂异常 TC≥5.7mmol/L（220mg/dL） 或 LDL-C≥3.3mmol/L（130mg/dL） 或 HDL-C <1.0mmol/L（40mg/dL）	● 血清肌酐轻度升高 男性 115～133 μmol/L （1.3～1.5mg/dL）	● 肾脏疾病 糖尿病肾病 肾功能受损（血肌酐）
● 早发心血管病家族史 一级亲属发病年龄；男性 <55 岁， 女性 <65 岁		

续表

心血管病的危险因素	靶器官损害	并存临床疾患
● 肥胖或腹型肥胖 肥胖 BMI≥28kg/m² 腹型肥胖 WC 男性≥90cm 　女性≥85cm	女性 107~124μmol/L (1.2~1.4mg/dL) ● 微量白蛋白尿 尿白蛋白 30~300mg/24h 白蛋白/肌酐比: 男性≥22mg/g (2.5mg/mmol) 女性≥31mg/g (3.5mg/mmol)	男性 >133μmol/L(1.5mg/dL); 女性 >124μmol/L;(1.4mg/dL) 蛋白尿(>300mg/24h) ● 周围血管疾病: 足背动脉搏动减弱 ● 视网膜病变: 出血或渗出,视乳头水肿 ● 糖尿病: 空腹血糖≥7.0mmol/L(126mg/dL) 餐后血糖≥11.1mmol/L(200mg/dL)

注:TC:总胆固醇;LDC-C:低密度脂蛋白胆固醇;HDL-C:高密度脂蛋白胆固醇;LVMI:左室质量指数;
IMT:颈动脉内膜中层厚度;BMI:体重指数;WC:腰围。

附件 3　健康教育处方

【低盐膳食处方】

膳食营养因素在高血压的发病中有重要的作用，如饮食偏咸。轻度高血压患者通过合理饮食，就有可能使血压下降；即使较严重的，已经在服药的高血压患者，也可通过饮食疗法降低血压，减少用药剂量和预防并发症。

高血压患者膳食盐的摄入量应该控制在 6g/d 之内。

具体措施包括：

1. 改变烹饪方法，减少用盐量。利用酸、甜、辣、麻等其他佐料来调味。烹饪时后放食盐，增加咸味感，但不增加盐用量。

2. 少用含盐高的佐料。膳食结构中除了烹调中的食盐以外，更多地来自含盐高的添加佐料，如酱油、黄酱、辣酱、豆瓣酱、咸菜等，这些佐料中的含盐量比较高。

3. 尽量少吃或不吃含盐多的食品。减少咸肉、腊肉、咸鱼、咸菜和罐头等传统腌制品。

4. 在加用食盐时，最好使用有计量单位的容器，如盐勺，做到心中有数。

5. 食用包装食品时，要注意食物标签，了解含盐量。

6. 在外就餐时，要告知服务人员，制作食品时，尽量少加盐，不要口味太重。

7. 多食用新鲜蔬菜。目前市场的新鲜蔬菜四季均有，不受时令限制，应尽可能多地食用。

【限酒处方】

中度以上饮酒量与血压水平呈显著正相关，饮酒可抵抗药物的降压作用。目前认为喝酒所致的高血压是可逆的，只需戒酒或减饮酒量就可使血压降低或恢复正常。

目标是戒酒。具体措施包括：

1. 认识饮酒的危害。

2. 树立一定要戒酒的观念。

3. 如饮酒，建议少量，男性饮酒者，每日葡萄酒小于100ml（2两），或啤酒小于250ml（半斤），或白酒小于50ml（1两）；女性则减半量，孕妇不饮酒。

4. 不饮高度烈性酒。

5. 酒瘾严重者，可借助药物戒酒。

【运动处方】

运动是预防心血管病的重要手段，包括高血压在内，因而高血压患者不仅可以运动，而且要坚持运动。

高血压患者适宜进行有氧运动。有氧运动是指中低强度、有节奏、可持续时间较长的运动形式，比高强度运动在降血压方面更有效、更安全。常见的有氧运动形式有：快走、慢跑、骑自行车、秧歌舞、广播体操、有氧健身操、登山、登楼梯等。

运动的目标要从运动的时间、运动的频度和运动的强度来考量。

1. 运动的强度为中等,以下表现为运动强度中等:

①主观感觉:运动中心跳加快、微微出汗、自我感觉有点累;

②客观表现:运动中呼吸频率加快、微喘,可以与人交谈,但是不能唱歌;

③步行速度:每分钟 120 步左右;

④运动中的心率(次/分) = 170 - 年龄;

⑤休息后约 10 分钟内,锻炼所引起的呼吸频率增加明显缓解,心率也恢复到正常或接近正常。

2. 运动持续时间:高血压患者每周至少进行 5~7 次运动,最好坚持每天运动。高血压患者的一次运动应在 30 分钟左右,或每日累计 30 分钟。

具体措施:

1. 运动的形式需要个体化。这一方面需要根据血压水平的高低进行选择,以利于安全;另一方面也要考虑到个人的喜好、体质,以有利于维持。

2. 运动项目以节律缓慢而动作松弛的项目为最适宜,有氧、阻力、伸展及增强肌力等形式的锻炼是可以采取的手段。这种运动是指大肌群运动,如快走(4000 步/小时)、游泳、骑自行车等。步行、快走、慢跑,既不需要任何体育设施,又不需要指导老师,故是应用最广的锻炼项目。

3. 对于个体而言,运动量以运动后第二天感觉精力充沛、无不适感为宜。具体形式和消耗的能量可参照附表。

4. 要循序渐进,贵在坚持。

5. 在运动中注意防止发生运动外伤。

6. 留意有任何不适要停止活动,并及时就医。

7. 适当增加生活中的体力活动有助于血压控制。高血压患者可以适当做些家务、步行购物等活动,使每天的步行总数达到或接近 1 万步。

注意事项:

1. 运动的适宜时间:高血压患者清晨 6 ~ 10 点血压常处于比较高的水平,是心血管事件的高发时段,最好选择下午或傍晚进行锻炼。

2. 高血压患者应避免的活动:短跑、举重等短时间剧烈使用肌肉和需要屏气一蹴而就的无氧运动,会使血压瞬间剧烈上升,引发危险,应尽量避免。

3. 安静时血压未能很好控制或超过 180/110mmHg 的患者暂时禁止中度及以上的运动。

不同体力活动形式消耗热量参考表

运动项目	30 分钟的能量消耗(kcal)
静坐、看电视、看书、聊天、写字、玩牌	30 ~ 40
轻家务活动:编织、缝纫、清洗餐桌、打扫房间、跟孩子玩(坐位)	40 ~ 70
散步(1600m/h)、跳舞(慢速)、体操、骑车(8.5km/h)、跟孩子玩(站立位)	100

续表

运动项目	30 分钟的能量消耗（kcal）
步行上学或上班、乒乓球、游泳（20m/min）、骑车（10km/h）	120
快步走 1000 ~ 2000m/10min	175
羽毛球、排球（中等）、太极拳、跟孩子玩（走、跑）	150
擦地板、快速跳舞、网球（中等强度）、骑车（15km/h）	180
网球、爬山（5% 坡度）、一般慢跑、羽毛球比赛、滑冰（中等）	200
一般跑步、跳绳（中速）、仰卧起坐、游泳、骑车（19 ~ 22km/h）、山地骑车	200 ~ 250
上楼、游泳（50m/min）、骑车（22 ~ 26km/h）、跑步（160m/min）	300

【戒烟处方】

高血压患者吸烟会大幅度地增加心血管病风险，对每个吸烟的高血压患者都应指导戒烟。戒烟的益处大，降低心血管病风险的效果明显，且任何年龄戒烟均能获益。

成功戒烟的窍门

1. 丢弃所有的烟草、烟灰缸、火柴、打火机，避免一见到这些就"条件反射"地想要吸烟。

2. 避免参与往常习惯吸烟的场所或活动。

3. 烟瘾来时，坚决拒绝烟草诱惑，提醒自己只要再吸一支就足以令之前所有的努力前功尽弃。做深呼吸活动或咀嚼无糖口香糖。尽量不用零食代替烟草以免引起血糖升高,身体过胖。

4. 用餐后喝水、吃水果或散步来代替饭后一支烟的习惯。

5. 安排一些体育活动,如游泳、跑步、钓鱼、打球等,一方面可以缓解压力和精神紧张,另一方面还有助于把注意力从吸烟上引开。

6. 请家人监督,并对戒烟的成就给予鼓励或奖励。

7. 必要时在医生指导下可以选用有助于戒烟的药物,如尼古丁贴片或安非他酮。

【心理平衡处方】

精神心理与睡眠状态显著影响血压,缓解心理压力和调整睡眠是高血压和心血管病防治的重要方面。

1. 正视现实生活,正确对待自己和别人,大度为怀;处理好家庭和同事间的关系。

2. 避免负面情绪,保持乐观和积极向上的态度。

3. 寻找适合自己的心理调适方法,旅行、运动、找朋友倾诉、养宠物等都是排遣压力的方法。

4. 增强承受心理压力的抵抗力,培养应对心理压力的能力。

5. 心理咨询是减轻精神压力的科学方法,必要时进行心理咨询。

6. 避免和干预心理危机(一种严重的病态心理,一旦发生必须及时求医)。

附件 4　我国常用口服抗高血压药物表

分类	名称	每日参考剂量范围	分服次数	主要不良反应
钙拮抗剂(CCB)：二氢吡啶	尼群地平	10～40mg	2	水肿、头痛、潮红
	非洛地平缓释片	2.5～10mg	1	
	硝苯地平	20～60mg	2～3	
	硝苯地平控释片	30～60mg	1	
	硝苯地平缓释片(Ⅲ)	30～60mg	1	
	硝苯地平缓释片(Ⅰ, Ⅱ)	10～40mg	2	
	拉西地平	4～8mg	1	
	氨氯地平	2.5～10mg	1	
	左旋氨氯地平	2.5～5mg	1	

续表

分类	名称	每日参考剂量范围	分服次数	主要不良反应
非二氢吡啶	地尔硫草	90～360mg	1～2	抑制心脏传导及心功能
	维拉帕米	80～240mg	2～3	
血管紧张素转换酶抑制剂（ACEI）				血钾高、血管神经性水肿
	卡托普利	25～150mg	2～3	
	依那普利	5～40mg	1～2	
	贝那普利	5～80mg	1～2	
	雷米普利	1.25～10mg	1	
	培哚普利	4～8mg	1	
	福辛普利	10～40mg	1	
	赖诺普利	5～40mg	1	

续表

分类	名称	每日参考剂量范围	分服次数	主要不良反应
血管紧张素Ⅱ受体拮抗剂(ARB)				血钾高、血管神经性水肿
	氯沙坦	25～100mg	1	
	缬沙坦	80～160mg	1	
	替米沙坦	20～80mg	1	
	厄贝沙坦	150～300mg	1	
	坎地沙坦	8～32mg	1	
利尿剂				
噻嗪类	氢氯噻嗪	6.25～25mg	1	低血钾,尿酸升高
	吲哒帕胺	1.25～2.5mg	1	低血钾
袢利尿剂	呋塞米	20～80mg	1～2	低血钾

续表

分类	名称	每日参考剂量范围	分服次数	主要不良反应
保钾利尿剂	氨苯蝶啶	50～100mg	1～2	高血钾
	盐酸阿米洛利	5～10mg	1～2	高血钾
醛固酮拮抗剂	螺内酯	20～40mg	1～2	高血钾、男性乳房发育
β受体阻滞剂				支气管痉挛、心功能抑制
	阿替洛尔	12.5～50mg	1～2	
	美托洛尔	25～100mg	1～2	
	比索洛尔	2.5～10mg	1	
	倍他洛尔	5～20mg	2	
	普萘洛尔	30～90mg	2	

续表

分类	名称	每日参考剂量范围	分服次数	主要不良反应
α₁受体阻滞剂				体位性低血压
	哌唑嗪	2～20mg	2～3	
	多沙唑嗪	2～4mg	1～2	
	特拉唑嗪	1～20mg	1～2	
β受体＋α₁受体阻滞剂	卡维地洛	12.5～50mg	2	支气管痉挛
	拉贝洛尔	200～400mg	2	支气管痉挛、体位性低血压
中枢α₂受体激动剂	可乐定	0.1～0.8mg	2	口干、嗜睡、水钠潴留
	可乐定贴剂	0.25mg	1次/周	口干、皮肤过敏
血管扩张剂	肼屈嗪	25～100mg	2	狼疮综合征

药物使用说明：如卡托普利每日25～100mg，分2～3次口服；（而不是每次25～100mg，每日口服2～3次）。

附件 5　基层常用降压药的名称、使用方法、适应证、禁忌证及不良反应

分类	名称	每次剂量	每日次数	适应证	禁忌证	主要不良反应
一、钙拮抗剂（二氢吡啶）				老年高血压；周围血管病；收缩期高血压；心绞痛；颈动脉粥样硬化；冠状动脉粥样硬化	相对禁忌证：快速心律失常；充血性心力衰竭	头痛，水肿
	硝苯地平控释片	30~60mg	1~2			
	尼群地平	10~20mg	2			
	氨氯地平	2.5~10mg	1			
	拉西地平	4~8mg	1			
	非洛地平缓释片	2.5~10mg	1			
	硝苯地平片	10~20mg	2~3			
	硝苯地平缓释片	10~20mg	1~2			
	左旋氨氯地平	2.5~5mg	1			

续表

分类	名称	每次剂量	每日次数	适应证	禁忌证	主要不良反应
二、ACEI				心力衰竭;	绝对禁忌证:	咳嗽,
	依那普利	10~20mg	1~2	心肌梗死后;	妊娠	血管神经性水肿
	卡托普利	12.5~50mg	2~3	左室功能不全;	高血钾	
	贝那普利	10~40mg	1~2	颈动脉粥样硬化;	双侧肾动脉狭窄	
	福辛普利	10~40mg	1	糖尿病肾病;		
	赖诺普利	5~40mg	1	蛋白尿;微蛋白尿;		
				非糖尿病肾病;		
				代谢综合征		

分类	名称	每次剂量	每日次数	适应证	禁忌证	主要不良反应
三、ARB	氯沙坦	25~100mg	1	糖尿病肾病；蛋白尿；微蛋白尿；心力衰竭；左室肥厚；冠心病；心房颤动预防；ACEI引起咳嗽者	同ACEI	血管神经性水肿
	缬沙坦	80~160mg	1			
	厄贝沙坦	150~300mg	1			
	替米沙坦	20~80mg	1			
四、利尿剂（噻嗪类）	氢氯噻嗪	6.25~25mg	1	老年高血压；高龄老年高血压；收缩期高血压；心力衰竭	绝对禁忌证：痛风 相对禁忌证：妊娠	血钾低
	吲哒帕胺	1.25~2.5mg	1			

续表

分类	名称	每次剂量	每日次数	适应证	禁忌证	主要不良反应
五、β-受体阻滞剂				心绞痛；心梗后；快速性心律失常；心力衰竭	绝对禁忌证：2~3度房室传导阻滞；哮喘。相对禁忌证：慢性阻塞性肺病	心动过缓、支气管痉挛
	阿替洛尔	12.5~25mg	1~2			
	美托洛尔	25~50mg	2			
	比索洛尔	2.5~10mg	1~2			
六、复方制剂				1~2级高血压；单药控制不佳的高血压	相关禁忌证；活动性溃疡；2~3度房室传导阻滞	相应成分的不良反应
	复方利血平片	1~3片	2~3			
	复方利血平氨苯蝶啶片	1~2片	1			
	尼群地平/阿替洛尔	1~2片	1~2			

续表

分类	名称	每次剂量	每日次数	适应证	禁忌证	主要不良反应
	缬沙坦/氢氯噻嗪	1~2片	1			
	氯沙坦/氢氯噻嗪	1片	1			
	卡托普利/氢氯噻嗪	1~2片	1~2			
	氨氯地平/贝那普利片	1片	1			
	阿米洛利/氢氯噻嗪	1片	1			
	珍菊降压片	1~2片	2~3		肾功能衰竭	
	依那普利/叶酸片	1~2片	1~2		同ACEI	

ACEI：血管紧张素转换酶抑制剂；ARB：血管紧张素Ⅱ受体拮抗剂。

附件6　特殊人群高血压处理

（建议在上级医院取得治疗方案或在上级医生指导下治疗）

1. 老年人：老年（>65岁）降压药务必从小剂量开始，根据耐受性逐步降压，应测量用药前后坐立位血压；尤其对体质较弱者更应谨慎。注意原有的以及药物治疗后出现的体位性低血压。老年人有较多危险因素、靶器官损害，合并心血管病、糖尿病等情况也较多，常需多药合用。各年龄段高血压患者应用利尿剂、钙拮抗剂、ACEI 或 ARB 等抗高血压治疗均有益。

80岁以上的一般体质尚好的高龄高血压患者进行适度降压治疗也有好处，当收缩压≥160mmHg者，可用小剂量的利尿剂或钙拮抗剂，必要时加小剂量 ACEI。目标收缩压 <150mmHg。降压达标时间适当延长。

部分舒张压低的老年收缩期高血压患者的降压治疗有一定难度。舒张压 <60mmHg，如收缩压 <150mmHg，则观察；如收缩压≥150mmHg，则谨慎用小剂量利尿剂、ACEI、钙拮抗剂；舒张压低于60mmHg 时应引起关注。

2. 冠心病：稳定性心绞痛时首选 β-受体阻滞剂或长效钙拮抗剂及长效 ACEI；改善冠心病患者心绞

痛症状,选用长效钙拮抗剂;急性冠状动脉综合征时选用 β-受体阻滞剂或 ACEI;心肌梗死后患者用 ACEI、β-受体阻滞剂和醛固酮拮抗剂。

3. 高血压合并心力衰竭:症状轻者用 ACEI 和 β-受体阻滞剂;症状重的可将 ACEI(或 ARB)、β-受体阻滞剂、醛固酮拮抗剂(或袢利尿剂)合用。β-受体阻滞剂从小剂量开始,逐渐缓慢加至目标量。

4. 高血压合并糖尿病:如果肾功能允许(血肌酐 <265μmol/L)首选 ACEI 或 ARB。血压高于目标值 20/10mmHg 可以起始联合用药,需以 ACEI 或 ARB 为基础,加用钙拮抗剂或小剂量噻嗪类利尿剂或小剂量 β-受体阻滞剂。有糖尿病肾病者需按慢性肾脏疾病的要求管理血压。

糖化血红蛋白(GHbA1c) <7%、年龄较大、病史较长、已经发生严重大血管并发症、有严重低血糖事件史以及独居者宜采取较为宽松的降糖目标值。

5. 高血压合并慢性肾脏疾病:首选 ACEI 或 ARB,有利于防止肾脏病进展;常需联合钙拮抗剂、利尿剂以及 β-受体阻滞剂。若血肌酐 >132μmol/L 须选择袢利尿剂。

用 ACEI/ARB 后血肌酐较基础升高 <30%,可谨慎使用或减量;如升高 >30%,可考虑停药。血压不达标者应积极联合长效钙拮抗剂、利尿剂；若血肌酐 > 132.6μmol/L(1.5mg/dl)须选择袢利尿剂。若肾功能显著受损(例如血肌酐水平 > 3mg/dl)此时应首选二氢吡啶类钙拮抗剂。因可增加高钾血症、肾功能恶化的风险，避免 ACEI 与 ARB 的联合。

6. 脑血管病后：急性脑卒中降压治疗有争议。如血压 ≥ 220/120mmHg 的，可考虑适度降压治疗，但应缓慢降压和密切观察患者反应。有短暂性脑缺血发作或脑卒中史(非急性期)者，进行适度的降压治疗均能减少卒中的再发生。噻嗪类利尿剂、ACEI 与利尿剂合用、钙拮抗剂及 ARB 等有利于减少脑卒中再发事件。降压后头晕加重者，应注意有无颈动脉狭窄问题。如双侧颈动脉严重狭窄，则谨慎或缓慢降压。

7. 妊娠高血压

(1)诊断依据：妊娠高血压是指妊娠后 20 周，孕妇发生高血压(BP ≥ 140/90mmHg)；或血压较孕前或孕早期升高 ≥ 30/15mmHg；至少测量两次血压，应间隔 6 小时。

妊娠高血压综合征：妊娠高血压同时伴蛋白尿和(或)水肿；

子痫：妊娠高血压综合征的患者发生抽搐。

(2)处理原则：及时转上级医院治疗；必要时用

甲基多巴、肼屈嗪、拉贝洛尔、硫酸镁等;分娩后继续监测血压。

8. 难治性高血压

(1)定义:应用非药物治疗以及包括利尿剂在内的至少3种药物足量治疗数周,仍不能将血压控制在目标水平称为难治性高血压。

(2)难治性高血压原因的筛查:①判断是否为假性难治性高血压:常见有测血压方法不当(如测量时姿势不正确、上臂较粗者未使用较大的袖带)或白大衣性高血压。②寻找影响血压的相关因素:患者的依从性差(漏服或自行减量),降压药物选择不当(剂量偏低、联合用药不合理);服用有升压作用的药物(如口服避孕药、肾上腺类固醇类、可卡因、甘草、麻黄等);未改变不良生活方式或未控制其他危险因素(肥胖、吸烟、重度饮酒、高脂血症、长期失眠等);容量负荷过重(利尿剂治疗不充分、高盐摄入、肾功能不全进展);伴慢性疼痛和长期焦虑等。③排除上述因素后,应启动继发性高血压的筛查。

(3)确诊为真性难治性高血压转上级医院诊治。

9. 高血压急症

(1)高血压急症的诊断:原发性和继发性高血压在疾病发展过程中,在某些诱因作用下,血压急剧升高,病情急剧恶化,称为高血压急症。收缩压 >220mmHg 和(或)舒张压 >130mmHg 无论有无临床症状都应视为高血压急诊。常见高血压急症包括以下情况:高血压伴有急性脑卒中、高血压脑病、急性心肌梗死、急性左室衰竭伴肺水肿、不稳定性心绞痛、主动脉夹层动脉瘤等。

(2)高血压急症的处理原则:不论是何种类型的高血压急症均应立即处理,在紧急处理的同时立即呼叫"120",联系尽快转诊。对于急性脑卒中、高血压脑病,应慎重降压,注意降压的速度和幅度;对于急性心肌梗死、急性左室衰竭伴肺水肿、不稳定性心绞痛、主动脉夹层动脉瘤等,应立即降压至安全范围。视病情考虑口服短效降压药,如卡托普利、拉贝洛尔、乌拉地尔、可乐定、硝苯地平等。在密切监测血压的情况下,有条件的可缓慢静脉滴注硝普钠、硝酸甘油、艾司洛尔;或静脉注射尼卡地平、乌拉地尔。应注意降压的速度和程度,最初可使血压在原血压水平的基础上下降 20% ~25% 或降至 160/100mmHg。慎用或不用舌下含服硝苯地平普通片。不推荐短效二氢吡啶类钙拮抗剂用于急性冠脉综合征或心力衰竭。

特殊人群高血压的诊治的详细内容详见相关指南或共识。

附件 7 不同人群健康教育内容

不同人群健康教育内容参考

正常人群	高血压易患人群	已确诊的高血压患者
什么是高血压；	什么是高血压；	什么是高血压；
高血压的危害；	高血压的危害；	高血压的危害；
高血压是不良生活方式疾病；	哪些人是高血压的易患人群；	高血压是如何分级的；
高血压是可以预防的；	什么是高血压的心血管危险因素；	什么是靶器官损害和并存的临床情况；
哪些人容易得高血压；	高血压伴心血管危险因素的危害；	高血压患者为什么分为低危、中危、高危层进行管理；
什么是健康生活方式；	如何纠正不良生活方式或习惯；	高血压的非药物治疗内容；
定期检测血压的意义；	如何降低心血管疾病的危险因素；	常用抗高血压药物种类、用法、注意事项、不良反应、禁忌证；
要注意监测自己的血压，成人每年测一次血压。	要特别关注自己的血压，至少6个月监测一次血压；鼓励家庭自测血压。	为什么高血压患者要终身服药；如何配合社区医务人员做好高血压分级管理，定期随访；如何正确测量血压，积极提倡患者自测血压。

参 考 文 献

1. 卫生部心血管病防治研究中心. 中国心血管病报告. 北京:中国大百科全书出版社,2011

2. 王文,张维忠,孙宁玲,等. 中国血压测量指南. 中华高血压杂志,2011,12:1-16

3. Weber MA, Schiffrin EL, White WB et al. Clinical practice guidelines for the management of hypertension in the community: a statement by the American Society of Hypertension and the International Society of Hypertension. J Clin Hypertens, 2014:16(1):14-26

4. 中国高血压防治指南修订委员会. 中国高血压防治指南 2010. 中华高血压杂志,2011,19(8):701-743

5. 中华医学会心血管病学分会,中华心血管病杂志编辑委员会. 中国心血管病预防指南. 中华心血管病杂志,2011, 39:3-22

6. Zhang Y, Zhang X, Liu L, et al. Is a systolic blood pressure target < 140 mmHg indicated in all hypertensives? Subgroup analyses of findings from the randomized FEVER trial. Eur Heart J,2011,32:1500-1508

7. 中华神经病学分会脑血管病学组. 中国缺血性脑卒中和短暂性脑缺血发作二级预防指南 2010. 中华神经科杂志, 2010,43:154-160

8. The Trials of Hypertension Prevention Collaborative Research Group. Effects of weight loss and sodium reduction intervention

on blood pressure and hypertension incidence in overweight people with high-normal blood pressure. The Trials of Hypertension Prevention, phase II. Arch Intern Med, 1997, 157:657-667

9. He J, Whelton PK, Appel LJ, et al. Long-term effects of weight loss and dietary sodium reduction on incidence of hypertension. Hypertension, 2000, 35:544-549

10. Xin X, He J, Frontini MG, et al. Effects of alcohol reduction on blood pressure: A meta-analysis of randomized controlled trials. Hypertension, 2001, 38:1112-1117

11. 中国肥胖问题工作组数据汇总分析协作组. 中国成人体重指数和腰围对相关疾病危险因素异常的预测价值:适宜体重指数和腰围切点的研究. 中华流行病学杂志, 2002, 23:5-10

12. 王文, 王继光, 张宇清. 针对中国高血压的特点制定中国高血压防治的策略与方案. 中华高血压杂志, 2010, 18 (10):904-990

13. Liu L, Wang JG, Gong L, et al. Comparison of active treatment and placebo in older Chinese patients with isolated systolic hypertension. Systolic hypertension in China (Syst-China) collabor tive group. J Hypertens, 1998, 16(12 Pt1):1823-1829

14. Gong LS, Zhang WH, Zhu YJ, et al. Shanghai trial of nifedipine in the elderly (STONE). JHypertens, 1996, 14:1237-1245

15. 王文, 张宇清, 张学中, 等. 高血压患者治疗后平均血压水平与心脑血管事件的关系-非洛地平降低并发症研究 (FEVER)分析. 中华高血压杂志, 2010, 18:439-443

16. PATS Collaborating Group. Post-stroke antihypertensive treatment study. A preliminary result. Chin Med J (Engl), 1995, 108:710-717

17. Ma L, Wang W, Zhao Y, et al. Combination of amlodipine plus angiotensin receptor blocker or diuretics in high-risk hypertensive patients：a 96-week efficacy and safety study. Am J Cardiovasc Drugs,2012,12(2)：137-142

18. Liu L, Zhang Y, Liu G, et al, The felodipine event reduction (FEVER) study：a randomized long-termplacebo-controlled trial in Chinese hypertensive patients. J hypertens,2005,23：2157-2172

19. 王文,马丽媛,刘明波,等. 初始低剂量氨氯地平加替米沙坦或复方阿米洛利联合治疗对高血压患者血压控制率影响的阶段报告. 中华心血管病杂志,2009,37：701-707

20. 中国成人血脂异常防治指南制定委员会. 中国成人血脂异常防治指南. 中华心血管病杂志,2007,35(5)：390-419

21. 中华医学会心血管病学分会. 阿司匹林在动脉硬化性心血管疾病中的临床应用：中国专家共识(2005). 中华心血管病杂志,2006,34(3)：281-284

22. 中华医学会糖尿病学分会. 中国2型糖尿病防治指南(2013版). 中华糖尿病杂志,2014,6(7)：447-498

23. 刘力生,王文,姚崇华. 中国高血压防治指南(2009年基层版). 中华高血压杂志,2010,01：11-30

24. 高血压联盟(中国),国家心血管病中心,中华心血管病分会,中国医师协会高血压专业委员会. 中国高血压患者教育指南. 2012年

25. 陈绍行,钱岳晟,张瑾,等. 2种心血管病风险预测方法对社区高血压患者的危险分层评估. 中华高血压杂志. 2011,04：336-341

26. 徐小玲,唐新华,严静,等. 网络信息化管理对提高基层医师高血压诊治水平及社区高血压防治效果评价. 中国心血管杂志,2011,06：435-439